AF331248

AUTOPLASTIE DU COU

AUTOPLASTIE DU COU

RÉPARATION

D'UNE LARGE PERTE DE SUBSTANCE

DE LA RÉGION CERVICALE ANTÉRIEURE

A L'AIDE D'UN LAMBEAU PRIS SUR LA RÉGION THORACIQUE

Observation

SUIVIE DE

Considérations Pathologiques, Chirurgicales et Physiologiques

PAR M. PÉAN

ANCIEN PROSECTEUR

CHIRURGIEN DES HÔPITAUX DE PARIS

PARIS

CHEZ GERMER-BAILLIÈRE, LIBRAIRE-ÉDITEUR

Rue de l'École-de-Médecine, 17

1868

Extrait de l'UNION MÉDICALE (Nouvelle série)
Des 8 et 11 Août 1868

AUTOPLASTIE DU COU

L'autoplastie, de même que la plupart des opérations qui ont pour but, soit de conserver un membre, soit de remédier à une difformité qui gêne les fonctions d'une région plus ou moins importante, jouit aujourd'hui, parmi les chirurgiens, d'une faveur méritée. C'est ce qui explique pourquoi, depuis un certain nombre d'années, les opérations d'autoplastie ont été l'objet de perfectionnements très-nombreux. Il importe, en effet, dans les cas qui réclament ces sortes d'opérations, de rechercher les méthodes qui peuvent le mieux assurer le résultat désiré et même de créer, en s'écartant au besoin des règles tracées à l'avance, de nouveaux procédés opératoires plus satisfaisants que ceux qui, jusqu'ici, avaient eu la préférence.

C'est ainsi qu'en présence d'une perte de substance extrêmement étendue de la région cervicale, j'ai dû imaginer, pour combattre la difformité, un procédé nouveau.

Pour le faire mieux connaître, je raconterai d'abord l'observation du malade et l'opération que je lui ai fait subir; j'exposerai ensuite les considérations diverses qui m'ont guidé dans le choix du mode opératoire.

PREMIÈRE PARTIE.

OBSERVATION.

Rodhé, âgé de 12 ans, me fut présenté, au mois de mai 1866, dans les circonstances suivantes. A la suite d'un érysipèle de la face à marche suraiguë, survenu au mois de septembre de l'année précédente, et qui s'était propagé avec une grande intensité dans les régions voisines, les téguments et la couche cellulaire d'une grande partie de la région antérieure du cou et de la poitrine avaient été complétement sphacélés ; une plaie large, irrégulière, avait laissé les organes sous-jacents exposés, pendant quatre mois, au contact de l'air ; peu à peu cette plaie s'était couverte de bourgeons charnus, avait fourni une suppuration abondante, et s'était enfin cicatrisée, grâce aux soins assidus dont le malade avait été entouré. Néanmoins, cette guérison n'avait pu s'accomplir sans entraîner à sa suite de graves désordres. En effet, au moment où je vis cet enfant, la tête était penchée en avant et à droite, et comme enfoncée entre les deux épaules fortement relevées ; le menton était attiré en bas et maintenu immobile près de la face antérieure du sternum par des cicatrices courtes et épaisses. La surface de ces cicatrices était très-irrégulière ; leur coloration, leur aspect attestaient qu'elles étaient d'une date récente. Voici, d'ailleurs, quelle en était la disposition : sur la ligne médiane, une bride formait un relief de l'épaisseur et de la largeur du pouce ; par son extrémité supérieure, cette bride se terminait au niveau du menton, et, par son extrémité inférieure, se confondait avec d'autres nombreuses cicatrices qui recouvraient toute la face antérieure du sternum ; sur les parties latérales, deux autres larges brides recouvraient de chaque côté les muscles sterno-mastoïdiens et une partie du trapèze. Par leur extrémité inférieure, ces deux brides latérales se confondaient, au niveau de la fourchette sternale, avec la bride médiane. En haut, ces trois brides, saillantes et exubérantes, offraient l'aspect de digitations dont les extrémités libres se perdaient, vers les parties supérieures et latérales du cou, au milieu des téguments restés sains, mais froncés et manifestement attirés vers le tissu inodulaire. En bas, au contraire, elles fusionnaient entre elles et avec le reste des cicatrices qui occupaient, comme l'indique la figure ci-jointe, toute la face antérieure du sternum.

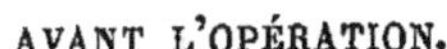

AVANT L'OPÉRATION.

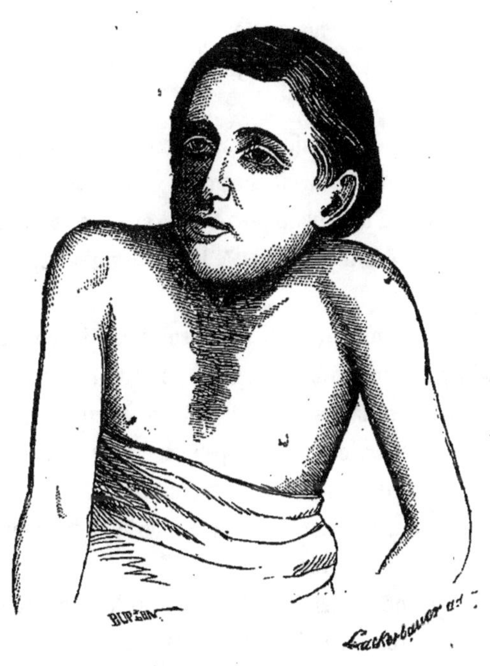

Ainsi fixée, la tête du jeune malade était presque aussi immobile que celle d'une statue : les mouvements de flexion et d'extension étaient perdus; ceux même de latéralité étaient extrêmement limités. En outre, des troubles fonctionnels considérables s'étaient produits, et, en particulier, une difficulté très-grande pour la déglutition, la respiration, la phonation, etc. Enfin, il était évident pour tout le monde que le jeune malade, abandonné à cette triste difformité, ne pourrait se livrer à aucune profession qui lui permît de gagner convenablement sa vie.

Je me décidai à pratiquer immédiatement l'opération suivante, pour laquelle je fus assisté par MM. les docteurs Droué et Cintrat.

Rodhé ayant été soumis aux inhalations du chloroforme, et l'insensibilité ayant été obtenue, je circonscrivis les trois brides par trois incisions en forme de V renversé, chaque incision en V comprenant une bride dans l'intervalle de ses branches. Puis, je détachai par dissection chacune des trois brides, en commençant par leur extrémité supérieure. J'arrivai ainsi progressivement jusqu'à leur base commune que je laissai adhérente au sternum. Par ce moyen, j'obtins un lambeau flottant que je pouvais faire mouvoir à mon gré et dont la base très-large contenait de nombreux vaisseaux.

A ce moment, il fut possible de renverser la tête du malade en arrière et de rendre au cou sa forme normale ; mais ce résultat ne put être obtenu qu'au prix d'une plaie très-vaste, siégeant dans la région antérieure et latérale droite du cou, à la place qu'occupaient naguère les brides cicatricielles.

Restait donc à combler cette vaste solution de continuité. Devais-je le faire à l'aide d'un lambeau pris du côté de la face ? Non, car j'avais vu des chirurgiens habiles regretter bien vivement d'avoir adopté ce parti : les lambeaux empruntés par eux à la région faciale, et qui paraissaient d'abord doués d'une grande vitalité, s'étaient plus tard sphacélés, et enfin, à l'opération avait succédé une nouvelle difformité plus prononcée que la première.

Ce fut à la région antérieure et supérieure du thorax (côté droit) que je me décidai à prendre le lambeau dont j'avais besoin. Mais, comme il fallait que ce lambeau fût assez large pour couvrir bien plus que l'étendue de la plaie, voici comment je le traçai : une première incision verticale suivit le bord droit du sternum, descendant d'un point correspondant à l'articulation sterno-claviculaire jusqu'au tiers de la hauteur du sternum ; une seconde incision, verticale aussi, suivit, parallèlement à la première, les limites externes de la région thoracique antérieure, et partit d'un point correspondant à la saillie coracoïdienne pour descendre aussi bas que la première ; enfin, une troisième incision, mais celle-ci transversale, et passant un peu au-dessus du mamelon, vint réunir les extrémités inférieures des deux incisions verticales.

Il va sans dire qu'aux deux angles formés par l'intersection de ces trois incisions, le lambeau se trouvait soigneusement arrondi et que sa base avait été plutôt élargie que rétrécie par la direction initiale des deux incisions verticales, si bien que, quel que fût le sens où on le mesurât, c'était au niveau de son pédicule qu'il offrait la plus grande dimension.

Ainsi tracé, le lambeau avait en hauteur 12 centimètres, et 10 centimètres en largeur. Ces dimensions pouvaient d'abord paraître dépasser le nécessaire ; mais si l'on songe d'une part à la rétraction consécutive que subissent les lambeaux, si souvent taillés trop petits, d'autre part à la grandeur de la plaie qu'il fallait combler, on verra bien vite que, pour éviter d'être trop avares, nous n'avions pas été prodigues.

Ce lambeau fut aussitôt et rapidement disséqué de bas en haut, du mamelon vers la clavicule. Mais je pris soin, pendant cette dissection, de comprendre dans l'épaisseur que je lui donnais toute la couche cellulaire de la région. Enfin, je mobilisai assez le pédicule pour être maître de conduire mon lambeau, sans torsion, sans tiraillement, là où il fallait.

Amené au devant de la large plaie cervicale, le lambeau la recouvrit entièrement, et, par sa forme, coïncida d'une façon heureuse et presque parfaite avec la disposition nouvelle qu'avait donnée à la plaie l'extension forcée de la tête. Il me fut donc facile d'en suturer les bords libres aux tissus environnants. Douze fils d'argent furent successivement placés et suffirent à le maintenir en situation convenable.

Voici donc que nous avions réussi à combler, à l'aide d'un lambeau pris à la région thoracique, la plaie cervicale. Mais de l'exécution même de cette tâche résultait, à la région thoracique, une vaste perte de substance qu'il fallait, autant que faire se pourrait, combler à son tour.

Or, ce n'était pas sans dessein que j'avais conservé, après l'avoir disséqué, le lambeau cervical constitué par le tégument cicatriciel. En mobilisant son pédicule, il était possible, facile même de l'attirer au niveau de la plaie thoracique qu'il ne comblerait certes pas entièrement, mais qu'il couvrirait du moins en partie et au milieu de laquelle il serait tout d'abord comme un point d'appui pour les diverses sutures à établir, et plus tard, comme un centre de cicatrisation.

Mais bien que ce lambeau cervical m'eût paru, au moment où je l'avais disséqué, renfermer dans l'épaisseur des brides cicatricielles qu'il comprenait, un grand nombre d'éléments vitaux, et, notamment, nombre de vaisseaux nourriciers, il était, quand je revins à m'en occuper, si livide et si refroidi, que je ne pus me défendre de la crainte de le voir plus tard se sphacéler.

Cependant, ne laissant rien au hasard, je le plaçai, du mieux qu'il fut possible, au centre de la plaie thoracique ; je l'y fixai par des points de suture traversant toute son épaisseur et s'accrochant à la profondeur de la plaie. Enfin, par d'autres points de suture placés circulairement, j'attirai doucement à lui les bords les plus lointains de la vaste perte de substance, ainsi qu'on peut le voir dans la figure ci-dessous.

PENDANT L'OPÉRATION.

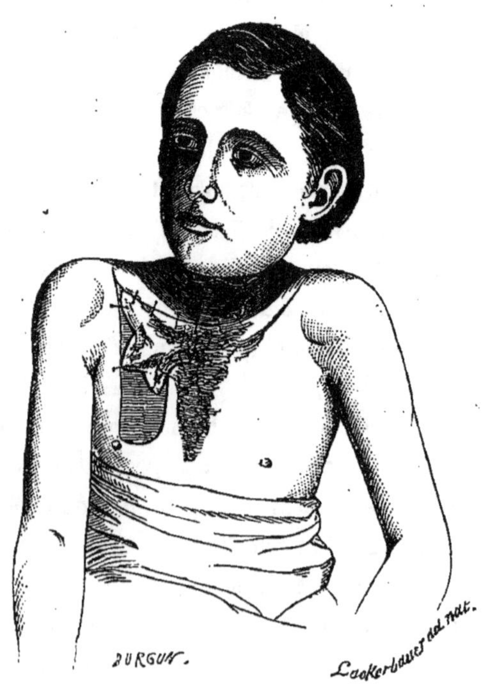

Disons tout de suite que l'événement justifia cette conduite : les soins consécutifs rendirent à ce lambeau la vitalité qui semblait en cet instant l'avoir abandonné, et c'est à peine s'il fut atteint de mortification à ses extrémités les plus anguleuses.

Cette opération, qui avait exigé beaucoup de soins et qui avait été fort délicate dans tous ses détails, put être terminée sans qu'il se perdît une quantité de sang notable. Le jeune malade put enfin être transporté dans son lit, et, pendant toute la journée, aucun phénomène inquiétant ne se présenta. Il n'y eut pas même de vomissements chloroformiques. La plaie fut recouverte à l'aide de compresses fréquemment imbibées d'eau tiède, afin de réveiller la vitalité des tissus, d'obtenir des adhérences utiles et d'empêcher la tendance à la mortification.

. Les jours suivants, il n'y eut pas de réaction fébrile, et, grâce au bon état des voies digestives, dès le lendemain de l'opération, on put commencer à donner des aliments solides et des boissons stimulantes dont la dose fut progressivement augmentée.

Au troisième jour, les extrémités anguleuses du lambeau cicatriciel furent visiblement frappées de sphacèle dans l'étendue d'un centimètre environ ; mais, à ma grande satisfaction, tout le reste demeura vivant, comme le lambeau pris sur le thorax.

Les deux lambeaux contractèrent très-rapidement, dans toute leur étendue, des adhérences fermes et résistantes avec les parties profondes, et bientôt cet heureux résultat fut définitivement assuré.

Au bout du quatrième jour, je commençai même à extraire quelques-unes des sutures métalliques sur les points qui présentaient le moins de tiraillement.

Du quatrième au sixième jour, tous les fils avaient été successivement enlevés. Néanmoins, pour mieux assurer la guérison et pour prévenir toute chance de récidive, je fis construire par M. Mathieu, l'un de nos plus habiles fabricants d'instruments, un appareil spécial en cuir. Cet appareil fut exécuté d'après un moule en plâtre pris sur le cou du malade, pendant que la tête était relevée et fixée dans l'extension forcée. Grâce à cet appareil qui, à la même époque, donna, entre les mains de mon savant maître, M. Nélaton, des résultats non moins favorables pour la cure du torticolis, la tête put être maintenue sans difficultés, pendant plusieurs mois, dans une bonne position.

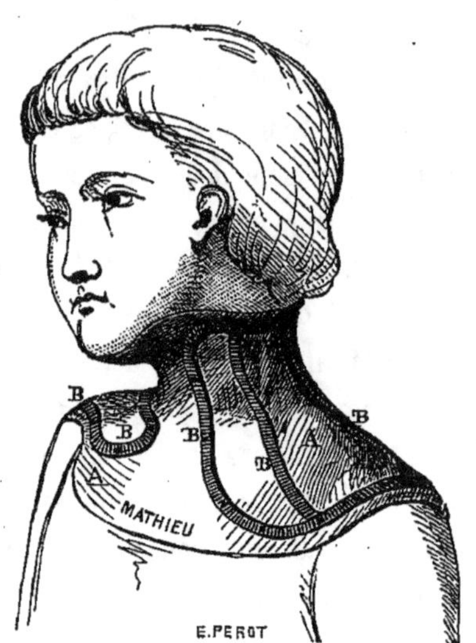

Depuis lors, la guérison s'est complétement confirmée; et au moment où je présentai à l'Académie impériale de médecine le malade qui fait le sujet de cette observation, ceux de MM. les membres de l'Académie qui voulurent bien me faire l'honneur de l'examiner purent constater que cette guérison ne laissait rien à désirer.

Aujourd'hui, l'état des parties est considérablement modifié. Parmi les changements qui méritent le plus d'être notés, nous signalerons les suivants :

1° Le déplacement simultané du lambeau restaurateur et des téguments qui avoisinent les parties restaurées. En effet, le vaste lambeau thoracique qui avait été fixé au devant du cou, mais sur la ligne médiane et de façon à recouvrir la région latérale gauche autant que la région latérale droite, est aujourd'hui complétement déplacé; il a été attiré tout à fait à droite de la ligne médiane, qu'il atteint sans la dépasser. Les téguments voisins ont suivi dans cette migration le lambeau restaurateur; la région latérale gauche des téguments du cou s'est rapprochée de la ligne médiane, et la région médiane s'est transportée tout à fait à droite, si bien que, même à la région inférieure de la face, cette attraction générale s'est fait aussi sentir : la fossette mentonnière est déviée à droite, à 1 centimètre 1/2 de sa situation normale.

2° Ce même lambeau restaurateur, tout en conservant sa régularité, a perdu de ses dimensions : mesuré transversalement, il n'a plus que 8 centimètres, et, mesuré verticalement, il n'a plus que 4 centimètres. Il a donc perdu sur sa hauteur thoracique (devenue transversale par transplantation) 4 centimètres, et 5 centimètres sur sa largeur thoracique (devenue verticale par cette même transplantation). Enfin, ses bords sont souples au toucher et se relient aux parties voisines sans donner lieu à aucune saillie apparente.

3° La plaie thoracique, dont la plus grande dimension s'étendait, en hauteur, de la clavicule au mamelon, n'est plus représentée aujourd'hui que par une cicatrice transversale précisément étroite dans le sens vertical.

DEUXIÈME PARTIE.

CONSIDÉRATIONS PATHOLOGIQUES, CHIRURGICALES ET PHYSIOLOGIQUES.

DISCUSSION DE LA MÉTHODE OPÉRATOIRE.

Cette observation nous paraît intéressante à plusieurs titres : non-seulement elle prouve que l'on peut remédier à des pertes de substance de la région cervicale qui, par leur étendue, paraissaient au premier abord devoir se soustraire à l'intervention chirurgicale, mais encore elle démontre qu'il est du plus haut intérêt, lorsque l'opération est jugée indispensable, de la pratiquer de bonne heure.

En effet, au point de vue de la méthode opératoire à laquelle j'ai cru devoir donner la préférence, et au point de vue des résultats heureux que plus de deux ans écoulés n'ont rendus que plus complets, elle me paraît présenter un assez haut intérêt à quatre titres principaux. Elle peut, comme nous allons le voir, servir à montrer :

1º Que l'on peut combattre avec succès les difformités consécutives aux larges pertes de substance qui ont porté sur les téguments de la région cervicale ;

2º Qu'on peut prendre sur la partie antérieure du thorax des lambeaux assez larges et assez pourvus de vitalité pour recouvrir des pertes de substance d'une surface considérable ;

3º Que les brides cicatricielles d'une grande étendue peuvent être conservées et même utilisées dans certaines restaurations.

4º Qu'on peut opérer de bonne heure et prévenir de la sorte les accidents fonctionnels qui pourraient survenir pendant l'âge de la croissance ;

5º Que l'opération, dans le cas présent, était indispensable.

A l'appui de cette dernière opinion, je possédais plusieurs observations antérieures qui me portaient à craindre que l'atrophie et l'arrêt de développement, résultats de l'immobilité prolongée, ne produisissent, dans un avenir plus ou moins rapproché, des effets désastreux. Je savais aussi que quelques chirurgiens avaient observé une atrophie de la partie inférieure de la face et même des troubles visuels graves à la suite d'une position vicieuse de la tête longtemps prolongée. L'intervention chirurgicale était donc justifiée, et l'opération indispensable. De plus, celle-ci devait être pratiquée de bonne heure, dans la crainte de voir une rétraction des aponévroses, des muscles, des vaisseaux, des nerfs et même des ligaments s'opposer au redressement, si le malade était condamné trop longtemps à cette flexion permanente. A vrai dire, plusieurs chirurgiens avaient déclaré qu'il fallait se conformer au précepte de Dupuytren, et attendre au moins une année l'effet complet de la rétraction du tissu cicatriciel, mais cela sans doute parce qu'ils voulaient opérer par la méthode des sections multiples et du redressement au moyen des bandages, et pour moi, qui donnais la préférence à l'autoplastie, les mêmes raisons cessaient d'exister.

Or, pour remédier à la grave difformité que présentait mon jeune malade, j'avais à choisir entre les trois méthodes suivantes :

1º L'incision ondulée, qui a pour but de détruire le parallélisme des fibres des cicatrices ;

2º L'excision de ces brides, suivie de la réunion des tissus voisins au moyen de sutures.

3º L'autoplastie.

L'incision ondulée, utilisée par les modernes, consiste à diviser en travers les cicatrices, sur un ou plusieurs points de leur longueur et dans toute leur épaisseur; à maintenir ensuite les parties à l'aide de bandages ou de machines dans une direction opposée à celle que les cicatrices leur avaient donnée : on panse à plat pour favoriser la formation d'un nouveau tissu, plus souple et moins inextensible.

Mais on n'obtient souvent, par ce procédé, que des brides aussi rétractiles que les premières. Au reste, cette méthode a été jugée insuffisante par Dupuytren lui-même. Employée un grand nombre de fois et à plusieurs reprises par les opérateurs les plus éminents, elle n'a pas donné de résultats satisfaisants. Aucun d'eux n'a pu vaincre la résistance des brides de nouvelle formation, et souvent ils ont vu succéder à l'opération des douleurs atroces, une inflammation violente, quelquefois même la gangrène. Enfin presque toujours il s'est produit, comme résultat définitif, une difformité plus choquante que celle qu'on avait voulu combattre. Ajoutons même que cette difformité était d'autant plus considérable qu'on avait pris plus de soin à maintenir les bords de la plaie écartés à l'aide des appareils et des bandages.

Ces faits étaient encore si présents à ma pensée, qu'à aucun prix je n'aurais eu recours à une méthode aussi défectueuse.

Nous ne pouvions pas non plus songer à la seconde méthode, à l'excision des brides, suivie de la réunion des tissus voisins par suture ; cette méthode convient seulement lorsque les brides sont étroites et qu'on peut obtenir facilement le rapprochement des tissus voisins. Ce n'était donc pas le cas de l'appliquer.

La troisième méthode, fort rationnelle, et qui a emporté la préférence des praticiens les plus autorisés, l'autoplastie, paraissait devoir nous rendre de bien plus grands services. Or, ici plusieurs procédés ont été vantés. Certains chirurgiens, à l'exemple de E. Blasius, ont détaché le lambeau cicatriciel en lui donnant la forme d'un V, l'ont abaissé et ont |rapproché au-dessous de lui les téguments qu'ils ont réunis par suture. Ces opérateurs ont même eu le soin de conserver le tissu de cicatrice pour le faire concourir à l'occlusion de la plaie.

Or, cette méthode qui, entre les mains de Langenbeck n'a donné qu'un succès et qui a même nécessité une seconde opération, n'est applicable, de même que la précédente, qu'aux cas où la cicatrice est étroite et où une petite partie seulement des téguments a été mortifiée. Or, c'est précisément le contraire qui avait lieu chez notre malade. Ce procédé ne devait donc pas être choisi, même en supposant qu'on y eût joint la dissection des téguments voisins restés sains, dans le but de les rapprocher de la ligne médiane et des lambeaux cicatriciels soigneusement conservés.

D'autres chirurgiens, comme Jobert, ont sectionné la cicatrice par la méthode ancienne, et, après avoir redressé la tête, ont cherché à combler l'intervalle des lèvres de la nouvelle plaie par un lambeau à pédicule étroit, pris au cou, suivant la méthode indienne. Ils avaient soin plus tard de sectionner le pédicule pour faire disparaître la difformité qui résultait de la torsion.

Cette méthode a été combattue avec une juste raison par

plusieurs opérateurs, qui ont pensé que ce lambeau était trop disposé à se mortifier en raison de l'étroitesse de son pédicule et du peu de tendance que le tissu cicatriciel, entre les lèvres duquel il était interposé, pourrait avoir à se réunir avec son pourtour. M. Sédillot, pour diminuer cette tendance à la mortification, a même été jusqu'à combattre la section du pédicule.

J'étais donc frappé de l'impossibilité d'obtenir par les méthodes ci-dessus décrites une restauration facile et assurée. Cependant, pour ne pas abandonner l'affection à des suites qui pouvaient être des plus fâcheuses, je songeai à me créer, en m'aidant des données de la science, une méthode capable de faire disparaître une telle difformité.

Tout d'abord, en considérant ces brides cicatricielles, si larges, si épaisses et qui avaient dû condenser en elles-mêmes un si grand nombre d'éléments divers empruntés à la surface de la vaste plaie qu'elles avaient peu à peu comblée, il me vint à la pensée qu'elles pourraient à leur tour fournir à un travail de restauration et qu'il ne serait pas impossible de leur faire rendre ce qu'elles avaient pris. En outre, en constatant les effets de leur prodigieuse puissance de rétractilité, je me pris à songer que cette puissance même, qui avait causé une si fâcheuse difformité quand elle agissait dans le sens de la flexion cervicale, pourrait servir, si on savait l'utiliser en un lieu où le squelette ne fléchirait pas, à rapprocher plus rapidement et plus sûrement les bords d'une vaste perte de substance. J'étais fortifié dans cet espoir par les résultats, à moi connus, de quelques tentatives semblables faites en ma présence dans d'autres régions, la face en particulier, par deux maîtres dont je m'honore d'avoir été l'élève, MM. Nélaton et Denonvilliers. Il est vrai que ces tentatives n'avaient eu lieu que dans des cas où les brides étaient assez étroites, riches en vaisseaux, et où la transplantation était faite seulement à une petite distance, sans un trop grand déplacement. Mais, quoi qu'il en fût, je ne voyais aucun inconvénient à essayer de conserver ces brides, à tenter même de les utiliser.

Quant au lambeau restaurateur de la plaie cervicale, j'étais par avance assuré, en le prenant au thorax, que la disposition des vaisseaux de la région lui conserverait une vitalité suffisante. On sait, en effet, que c'est au niveau du pédicule du lambeau projeté, au voisinage de la clavicule, qu'émergent les principaux rameaux artériels qui nourrissent les téguments de la région sous-claviculaire.

Typographie Félix Malteste et Cᵉ, rue des Deux-Portes-Saint-Sauveur, 22.

www.ingramcontent.com/pod-product-compliance
Lightning Source LLC
LaVergne TN
LVHW050255030726
842520LV00006B/2387